Le calcium et l'alimentation

Comité de rédaction de Health Media of America

Président

David Heber, M.D., Ph.D., F.A.C.P.
M.D., Harvard Medical School
Ph.D., Physiology, University of California, Los Angeles
Chef, Division of Clinical Nutrition
University of California, Los Angeles School of M[illegible]

Vice-présiden[illegible]

Elizab[illegible]
B.S. Foo[illegible]
M.A. [illegible]

[illegible]

Rober[illegible]on, Jr., M.A., R.Ph.
B.S. Pharmacy, University of Washington
M.A. Adult Education, San Diego State University

Laura Granger, M.P.H., R.D.
B.S. Foods and Nutrition
University of California, Davis
M.P.H. San Diego State University

Allison Hull, M.P.H., R.D.
B.S. Foods and Nutrition, University of Missouri
M.P.H. University of Hawaï

Margaret McLaren, R.D.
B.S. Dietetics, State University College, Buffalo
B.A. Food Service Management
State University College, Buffalo

Wendy Shigenaga, R.D.
B.A. Dietetics, San Jose State University

Judith Swarth, M.S., R.D.
B.S. Food and Nutrition, Oregon State University
M.Sc. Health Education, University of Oregon

Laura Granger, M.P.H., R.D.

L'édition originale de cet ouvrage a paru en anglais sous le titre:
Calcium and Nutrition

Illustrations: Jennifer Hewitson, Julian Naranjo, Walter Stuart
Typographie: Ateliers de typographie Collette inc.
Conception de la couverture: Dufour et fille desing inc.
Traduction: Claude Vianna

Le calcium et l'alimentation présente des informations et avis de professionnels de la santé, qui peuvent être d'un intérêt général pour le lecteur. Ceci est un ouvrage de référence seulement et ne se veut aucunement un livre de médecine ou autre guide médical, que ce soit à l'intention du médecin ou du patient. Nous recommandons aux lecteurs de prendre en considération leur état de santé avant d'appliquer les principes émis et de s'en remettre aux conseils de leur médecin. Ni les auteurs ni les Éditions du Trécarré n'assument aucune responsabilité quant à l'exactitude des informations contenues dans ce livre.

ISBN 2-89249-382-x

Dépôt légal — 3e trimestre 1991
Bibliothèque nationale du Québec

Imprimé au Canada

Éditions du Trécarré
Saint-Laurent (Québec) Canada

1 2 3 4 5 95 94 93 92 91

Table des matières

Introduction

Bon nombre d'Américains ont découvert que la phrase «bois ton lait» si souvent entendue pendant leur enfance, était probablement le meilleur conseil pour la santé qu'on ait pu leur donner. Élément minéral contenu dans le lait et d'autres produits à basse teneur en matières grasses, le calcium est associé à la prévention et au traitement de nombreuses maladies dont l'ostéoporose, l'hypertension, les troubles cardio-vasculaires et le cancer. L'ostéoporose, liée à l'âge, atteint les personnes de 45 ans et plus. Elle est la cause de 1 300 000 fractures par année aux États-Unis. La moitié des décès est provoquée par les troubles cardio-vasculaires et 18 % des Américains souffrent d'hypertension, principale cause d'apoplexie ou de crise cardiaque.

De nombreuses questions demeurent en suspens quand un consommateur décide de suivre un régime et d'adopter un mode de vie particulier pour éviter ces maladies. La plupart veulent savoir s'ils risquent de contracter une maladie tributaire de l'alimentation.

Du fait d'une espérance de vie accrue aux États-Unis, on s'intéresse de plus en plus aux maladies comme l'ostéoporose qui affectent les gens âgés. Des études prouvent qu'il est possible de se protéger contre l'ostéoporose et d'autres maladies dégénératives.

Le présent ouvrage traite du rôle du calcium, de ses meilleures sources alimentaires et supplémentaires, de la quantité recommandée pour la santé, des raisons pour lesquelles une carence de calcium peut entraîner l'ostéoporose ou d'autres maladies, ainsi que des effets d'une surconsommation de ce métal.

I

Notre dose de calcium est-elle suffisante ?

Quelle est la dose nécessaire ?
Les besoins quotidiens en calcium varient selon l'âge, le sexe et l'état de santé. La dose alimentaire de calcium recommandée pour un adulte s'élève à 800 mg par jour. Les enfants et adolescents de 11 à 18 ans ainsi que les femmes enceintes ou qui allaitent en requièrent quotidiennement 1 200 mg. Les besoins en calcium des jeunes enfants de un an et moins sont calculés en fonction du poids. La norme est de 60 mg par kilogramme[1]. Par exemple, un enfant de 6 kg devrait absorber 360 mg de calcium par jour, soit l'équivalent de 1 1/4 tasse de lait. On recommande ces doses parce que seulement 30 % environ du calcium absorbé seront assimilés par l'organisme. (*Diagramme 1, page 2*)

On révise régulièrement ces doses en fonction des études menées sur la nutrition. Celle d'un adulte passera probablement à 1 000 mg au moment de la prochaine révision, car on a constaté qu'une dose de 800 mg par jour ne permet pas de prévenir ou de traiter l'ostéoporose. On ne connaît pas la quantité optimale à prendre pour éviter les maladies dégénératives. Selon certains chercheurs, une dose de 1 000 mg de calcium par jour n'est pas suffisante et il faudrait en absor-

Diagramme 1. Les besoins en calcium varient selon l'âge, le sexe et l'état de santé.

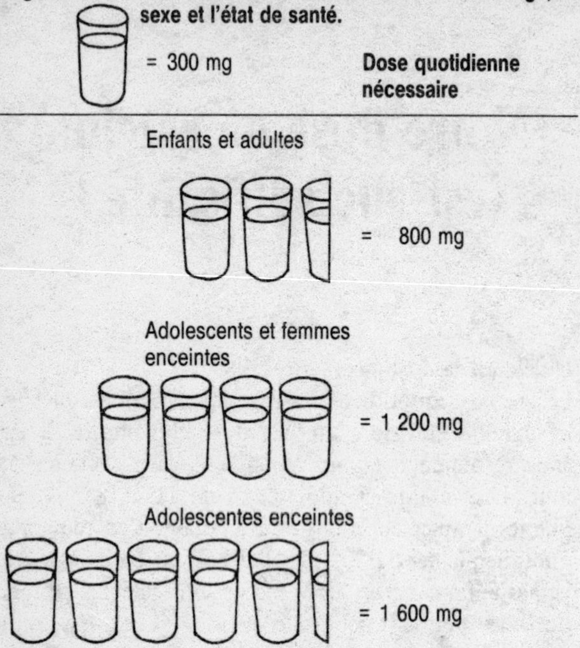

ber 1 500 mg pour prévenir la décalcification liée à l'âge et l'ostéoporose[2].

Teneur en calcium dans notre alimentation

En général, les Américains ne consomment pas assez de calcium. Plusieurs recherches conduites à l'échelle nationale sur les habitudes alimentaires aux États-Unis ont démontré que la consommation quotidienne de calcium était insuffisante[3,4].

Le manque de calcium est particulièrement observable chez les femmes, les adultes plus âgés et les adolescents. La quantité de calcium prise par les personnes qui ne boivent pas de lait représente la moitié de la dose recommandée[5]. (*Diagramme 2, page 3*)

Diagramme 2. Le calcium et les femmes

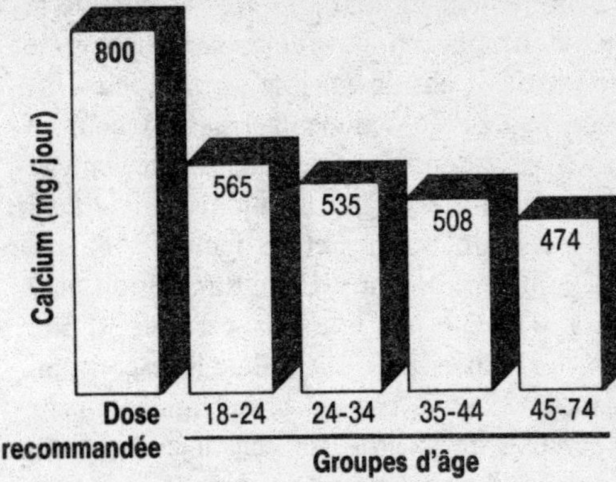

Les hommes prennent plus de calcium que les femmes, soit en moyenne 700 mg par jour. La dose absorbée est habituellement plus élevée au cours de l'adolescence et diminue chez les hommes de 50 ans et plus. L'absorption par la nutrition décroît avec l'âge ; ce sont les femmes de 35 ans et plus qui prennent le moins de calcium[6].

Une personne sur deux consomme moins que la dose recommandée et un tiers de la population prend une quantité inférieure à 70 % de la dose recommandée de 800 mg[3]. Une absorption inférieure à 70 % est inquiétante, car les dernières études révèlent que la dose de 800 mg semble trop faible pour prévenir l'ostéoporose[2].

La consommation insuffisante de calcium chez les Américains se fonde sur plusieurs constatations.

Diminution de la consommation d'aliments à basse teneur en matières grasses Les aliments à basse teneur en matières grasses tels le lait, le yogourt, le fromage et le cottage fournissent les trois quarts de la dose quotidienne du calcium aux États-Unis[7]. Par ailleurs, les produits à haute teneur en matières grasses comme la crème aigre, le fromage à la crème, la crème et le beurre ne contiennent pas de calcium ou très peu. Une consommation peu élevée d'aliments à basse teneur en matières grasses peut donc entraîner une carence en calcium. La consommation de lait a diminué aux États-Unis ; de plus, les adolescentes et les femmes ont une alimentation faible en calcium[8]. Cette diminution peut s'expliquer par la vente de boissons gazeuses. Entre 1960 et 1976, les Américains ont réduit leur consommation de lait de 23 litres par année et augmenté celle de boissons gazeuses de 86 litres par personne[9]. La diminution de la dose quotidienne de calcium et la hausse de la dose de phosphore accroissent les risques de carence en calcium.

Intolérance au lactose Bon nombre de personnes mangent peu de produits laitiers à cause de leur incapacité à digérer ces aliments. Cette intolérance s'explique par l'absence d'une enzyme, la lactase, qui permet à l'organisme de digérer le lactose (sucre contenu dans le lait). Sans la lactase, le sucre non digéré demeure dans l'intestin où il est détruit par les bactéries qui se trouvent dans cet organe. Le phénomène peut provoquer des gaz, le ballonnement et la diarrhée. L'intolérance au lactose se manifeste plus souvent chez les personnes souffrant d'ostéoporose que chez les personnes en bonne santé[10]. Cela confirme la théorie selon laquelle l'incapacité à digérer les produits laitiers peut entraîner l'ostéoporose.

Les régimes Un régime de 1 600 calories ou moins risque de ne pas apporter à l'organisme une dose suffisante de calcium. Or, pour la plupart des femmes qui suivent un régime, il est important d'absorber une dose de calcium appropriée. Les adeptes réguliers de régimes alimentaires constituent un groupe à risque élevé en ce qui a trait au manque de calcium ainsi qu'à l'insuffisance de la dose d'autres éléments nutritifs[3].

Les notions fausses au sujet des besoins en calcium Certaines idées préconçues peuvent entraîner une absorption insuffisante de calcium pendant la vie entière. Bien des gens croient que cet élément n'est indispensable qu'au cours des années de croissance et qu'il ne faut plus consommer de lait ni absorber de dose élevée de calcium dès que l'ossature est formée. Cette conception est erronée. La formation des os dure toute la vie. L'organisme rejette environ 320 mg de calcium par jour, peu importe la dose prise. Si la quantité absorbée chaque jour ne remplace pas la perte de calcium quotidienne, il en résulte une insuffisance et l'os se décalcifie. Avec le temps, une perte graduelle et chronique peut provoquer l'ostéoporose.

Sources alimentaires de calcium

Les produits laitiers constituent la meilleure source de calcium. Le lait, le yogourt et les fromages à pâte ferme à basse teneur en matières grasses (35 % des calories proviennent des matières grasses) ou le lait et le yogourt écrémés (moins de 0,5 % de calories) sont des aliments qui renferment le plus de calcium. (*Figure 1, page 6*) La crème glacée, le lait entier (50 % de calories), le cottage et des fromages comme le cheddar ou le havarti contiennent du calcium, mais sont riches en matières grasses. Le calcium provient aussi d'aliments autres que les produits laitiers, comme le poisson avec arêtes en conserve, les oranges, le tofu et les légumes à feuillage vert foncé. Toutefois, les légumes ne fournissent pas autant de calcium assimilable que les produits laitiers à basse teneur en matières grasses à cause de la présence d'oxalates. Les oxalates sont des éléments qui

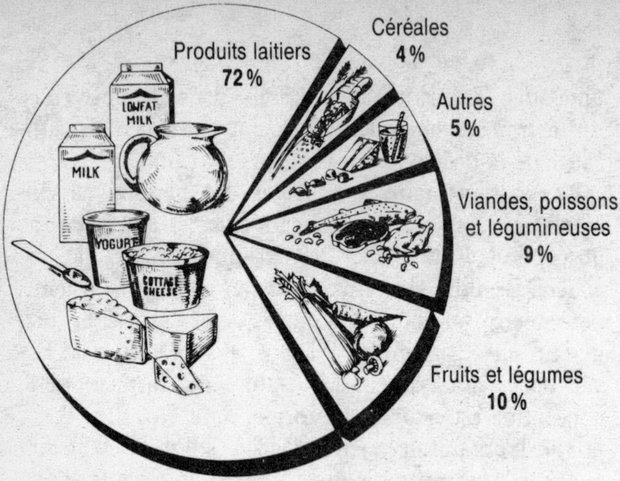

Figure 1. Sources alimentaires de calcium

se lient au calcium dans l'intestin et en diminuent l'assimilation.

Une portion de 225 ml de lait ou de yogourt à basse teneur en matières grasses, de deux tasses de cottage ou de 42,5 g de fromage à pâte ferme à basse teneur en matières grasses renferme 300 mg de calcium. Pour absorber la dose quotidienne nécessaire de 800 mg de calcium par jour, il faut prendre au moins deux portions de lait, de yogourt ou de fromage. Les besoins supplémentaires en calcium peuvent être comblés par les autres aliments consommés. Les personnes qui tolèrent le lait sans l'aimer doivent, pour augmenter leur dose de calcium :

- ajouter du lait écrémé en poudre aux ragoûts, aux pains de viande et aux sauces à base de fromage. Une cuillerée à table fournit 52 mg de calcium et seulement 15 mg de calories ;

- ajouter du lait écrémé en poudre aux recettes de pain doré, muffins, lait frappé, trempettes, crèmes-desserts, garnitures de tarte, pains maison et purées de pommes de terre (2 cuillerées à table pour chaque tasse de pommes de terre) ;
- ajouter du lait écrémé en poudre aux sauces à salade crémeuses ;
- cuire le riz et les céréales dans du lait écrémé ou à basse teneur en matières grasses ;
- remplacer la crème aigre par du yogourt à basse teneur en matières grasses ;
- remplacer la crème dans les potages et les sauces par un mélange de lait à basse teneur en gras et de matières sèches dégraissées du lait ;
- manger des fromages à basse teneur en matières grasses avec des craquelins comme en-cas ;
- inclure plusieurs portions de légumes à haute teneur en calcium dans l'alimentation quotidienne.

Les personnes qui ne tolèrent pas le lait doivent bien planifier leur alimentation afin d'y inclure une dose de calcium appropriée. La viande, le poulet ainsi que le poisson frais ou congelé représentent des sources de calcium inadéquates. Il faut prévoir au moins trois portions par jour pour assurer une dose appropriée. De plus, il faut s'exposer fréquemment au soleil ou prendre un supplément de vitamine D pour faciliter l'assimilation du calcium.

Le lait ne devrait pas être éliminé de l'alimentation des enfants, à moins d'avis contraire du médecin. Comme leur estomac n'est pas grand, il est peu probable qu'ils absorbent suffisamment de calcium sans les produits laitiers, puisqu'ils devraient alors manger beaucoup plus. Le lait de soya constitue une autre bonne source de calcium.

II

Le calcium : notions fondamentales

Qu'est-ce que le calcium ?

Le calcium est un métal qui se trouve en grande quantité sur la Terre. Il fait partie des 22 éléments minéraux essentiels à l'organisme humain. Le calcium, le phosphore et le magnésium se classent parmi les principaux éléments minéraux en raison de leur abondance dans l'organisme ; les besoins alimentaires quotidiens dépassent 100 mg. Par ailleurs, les besoins quotidiens de l'organisme s'élèvent à moins de 20 mg d'éléments en quantité minime comme le fer, le sélénium et le zinc. La quantité des éléments présents dans le corps ne correspond toutefois pas à leur importance à l'égard de la nutrition ct de la santé ; tous les éléments jouent un rôle égal.

Le calcium est le métal le plus abondant dans l'organisme. Entre 1,5 et 2 % du poids d'un adulte proviennent du calcium, soit de 0,91 à 1,8 kg. Plus de 99 % du calcium se trouvent dans les os et les dents où cet élément se combine en cristaux au phosphore, au magnésium, au fluorure, au zinc, au sodium et à d'autres substances pour former le squelette[11]. Le squelette sert de support aux tissus mous et permet au corps de se tenir debout. (*Figure 2, page 9*)

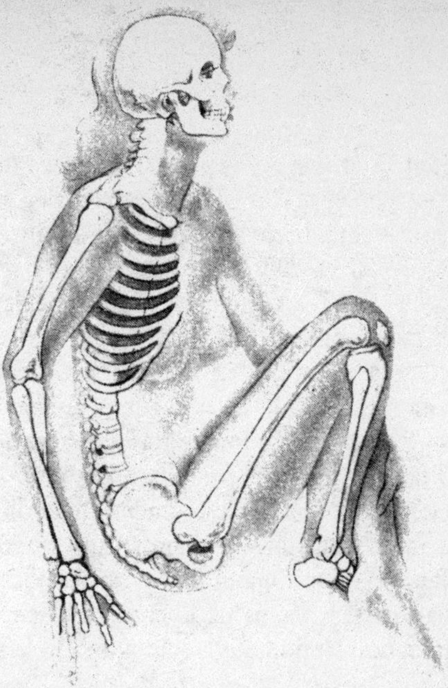

Figure 2. Plus de 99 % du calcium se trouvent dans les os et les dents.

La dentine et l'émail des dents se composent d'une combinaison similaire du calcium à d'autres éléments. Les cristaux étant plus gros dans les dents que dans les os, la structure est plus dure et il n'y a pas autant d'échanges de calcium.

Même en cas de carence, les dents perdent peu de calcium. Le reste du calcium, soit 1 %, se trouve dans le sang et les autres liquides où il intervient dans la coagulation du sang, l'excitabilité des nerfs et l'activation des enzymes et des hormones.

Les os constituent une grande réserve de calcium. Toute la journée, les os libèrent le calcium qui sert à la transmission des influx nerveux ou à la contraction des muscles. Le calcium se fixe dans les os quand son niveau dans le sang est élevé, comme à la suite d'un repas riche en calcium.

Pendant la croissance, les os fixent plus de calcium qu'ils n'en perdent. Chez l'adulte, le dépôt et la perte de calcium s'équilibrent ; l'organisme en absorbe et en perd entre 600 et 700 mg par jour[12]. À un âge plus avancé, surtout si le régime est faible en calcium ou si l'adulte mène une vie sédentaire, la perte est plus grande que la rétention.

La concentration de calcium dans le sang doit être maintenue constante, quoique un faible écart soit tolérable. Elle provient des os. Les hormones, messagers chimiques produits dans les glandes endocrines, jouent un rôle important dans le maintien du niveau de calcium dans le sang. Quand ce niveau est bas, les hormones avertissent les os de libérer du calcium dans le sang ; la concentration augmente alors. Si le niveau est

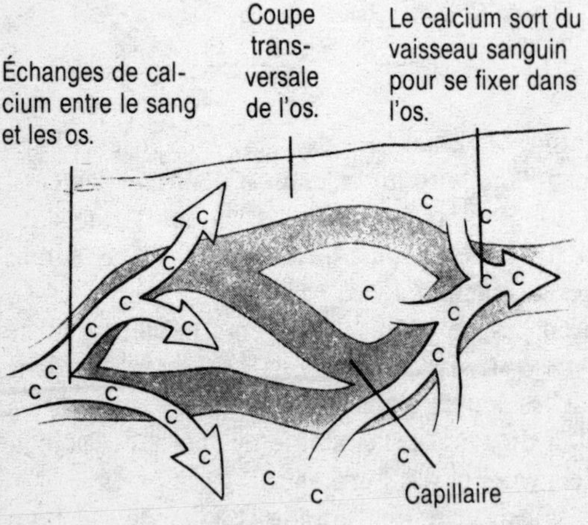

Figure 3. L'ossification
Le calcium est libéré dans le sang par les os.

trop élevé, les hormones indiquent aux os de fixer l'excédent de calcium ; le niveau revient alors à la normale. La quantité de calcium provenant du régime alimentaire, la perte de cet élément dans l'urine, les selles, la transpiration, ainsi que l'ossification jouent un rôle important dans le niveau de calcium.

Quel est le rôle du calcium ?

Le calcium joue un rôle dans la formation et la santé des os et des dents. Les autres fonctions moins connues de cet élément sont également importantes.

La coagulation du sang

En cas de blessure, le calcium commence la guérison en arrêtant le saignement par la formation de caillots. Les niveaux de calcium normaux sont constamment maintenus pour faciliter ce processus. Des changements de dose alimentaire n'ont pas d'effets sur la coagulation.

Les membranes

Le calcium se trouve dans les membranes qui entourent les cellules du corps humain. Il en augmente la stabilité et permet de régulariser l'échange des éléments nutritifs et des autres substances dans les cellules.

La contraction des muscles

Avec l'aide du magnésium, le calcium régularise la contraction et le relâchement musculaires. Une personne peut soulever un crayon, laver une automobile ou faire du jogging grâce à la contraction et à la décontraction des muscles qui dépendent de la quantité de calcium. Les crampes musculaires peuvent être reliées aux facteurs qui influencent la concentration de calcium dans le sang. Le calcium joue un rôle important dans les battements du cœur parce que le cœur est un muscle et que les battements constituent une forme de contraction musculaire. La respiration provient également d'une contraction et d'un relâchement musculaires cadencés ; le calcium intervient dans sa régularisation.

La transmission des influx nerveux

Le calcium est essentiel à la transmission des influx d'un nerf à l'autre. Sans un niveau de calcium approprié, il y a hyperexcitabilité des nerfs qui envoient des signaux erronés dans tout l'organisme, phénomène qui peut provoquer la tétanie ainsi que des spasmes intermittents et douloureux. Un niveau de calcium trop élevé dans le sang élimine la transmission des influx nerveux.

Les autres rôles du calcium

Le calcium joue d'autres rôles dans l'organisme. Par exemple, la capacité d'assimilation de la vitamine B_{12} est fonction d'une concentration de calcium appropriée. L'action de nombreuses enzymes dépend aussi du calcium. Les enzymes servent au déclenchement et à l'accélération des réactions chimiques. Le calcium est indispensable aux enzymes qui transforment les hydrates de carbone, les protéines et les corps gras en énergie.

L'absorption du calcium

Après un repas, des processus de digestion complexes libèrent les éléments nutritifs des aliments. L'absorption correspond au passage de ces éléments de la paroi de l'intestin dans le sang ou la lymphe. Après pénétration dans le sang, les éléments nutritifs peuvent être utilisés immédiatement ou transformés en substances leur permettant d'accomplir leurs fonctions essentielles.

Le calcium est souvent combiné à d'autres éléments dans la nourriture. Il peut en être dissocié avant d'être assimilé. La séparation s'effectue plus efficacement en milieu acide. C'est pourquoi l'absorption du calcium se produit en grande partie dans les trois quarts supérieurs de l'intestin grêle où la concentration d'acides facilitant la digestion est la plus élevée.

La capacité de l'être humain à assimiler le calcium des aliments n'est pas très grande. Les adultes en bonne santé n'absorbent qu'entre 20 et 30 % du calcium ingéré. Après la ménopause, les femmes ne retiennent que 7 % du calcium provenant de l'alimentation[13]. De nombreux autres facteurs influent sur l'absorption du calcium. (*Tableau 1*)

Facteurs qui accroissent l'absorption du calcium

La vitamine D La vitamine D est l'un des facteurs les plus importants de l'absorption et de l'utilisation du calcium. Elle régularise les échanges de calcium entre les os et le sang; elle augmente la capacité d'assimilation

Tableau 1 Facteurs influant sur l'absorption du calcium

Facteurs d'accroissement	Facteurs de diminution
Besoins accrus en calcium	Alcool
Lactose (sucre)	Caféine
Vitamine D	Certains médicaments
Zinc (?)	Dose élevée de phosphore
	Dose élevée de protéines
	Excès de fibres alimentaires
	Inactivité
	Faible quantité de vitamine D

du calcium dans l'intestin. La vitamine D active une protéine porteuse qui se lie au calcium. Ainsi combiné, le calcium peut passer de la paroi intestinale dans le sang[14,15]. L'organisme puise la vitamine D non seulement dans les aliments qui en contiennent (comme le lait auquel on en a rajouté), mais en fabrique également sous l'action du soleil. Quand on vit dans un endroit brumeux ou pollué ou qu'on ne s'expose pas aux rayons du soleil, le régime alimentaire devient une source de cette vitamine d'autant plus importante.

De grandes doses de vitamine D peuvent provoquer un effet contraire à celui de doses modérées, en entraînant la décalcification osseuse et la fragilité des os[16].

Le lactose Le calcium est plus facilement absorbé en présence du lactose, sucre que l'on trouve dans le lait et les produits laitiers. Le lait est une bonne source de lactose et de calcium[12]. Cependant, le lactose risque de diminuer l'absorption de calcium chez les personnes dont le taux de lactase insuffisant ne leur permet pas de digérer le lactose. Ces personnes souffrent d'une intolérance au lactose.

Besoin élevé en calcium L'organisme assimile plus facilement le calcium quand le besoin en est plus élevé. La quantité de calcium nécessaire est plus grande au cours de la grossesse, de l'allaitement, de l'enfance et de l'adolescence[12] : le corps peut alors absorber jusqu'à 75 % du calcium provenant de l'alimentation[11].

Le zinc Une dose de zinc appropriée pourrait favoriser l'assimilation du calcium ; des études ont montré que le zinc influe sur le passage du calcium de la paroi intestinale dans le sang[17].

Facteurs qui diminuent l'absorption du calcium

Les oxalates et les phytates Les oxalates et les phytates sont des substances présentes dans certains aliments. Ils forment avec le calcium des complexes dans l'intestin et en entravent l'assimilation.

La rhubarbe, la carde, le chou frisé, les épinards, le cacao et les germes de haricot contiennent à la fois des oxalates et des quantités importantes de calcium. Si l'on consomme une portion d'épinards et un verre de lait, l'oxalate peut se lier au calcium du légume, mais restreindra l'absorption du calcium contenu dans le lait.

Les phytates sont contenus dans l'enveloppe externe des céréales comme l'avoine. Les personnes qui mangent régulièrement des aliments à haute teneur en calcium en même temps que des aliments qui renferment de nombreux phytates risquent de ne pas bénéficier autant de leurs sources de calcium que si elles les avaient prises à part. Les phytates sont détruits quand on fait fermenter le grain entier avec de la levure ; d'ailleurs, la plupart des pains et d'autres aliments à base de céréales qui contiennent de la levure n'entravent pas l'absorption du calcium.

L'équilibre entre calcium et phosphore Les régimes qui renferment la même quantité de calcium et de phosphore (ratio de 1 :1) facilitent l'assimilation du calcium. La dose quotidienne moyenne de phosphore aux États-Unis varie entre 800 et 960 mg ; la moitié de la population en prend davantage[18]. Le ratio du calcium au phosphore dans le régime alimentaire américain est de 1 :2 :8, soit trois fois le ratio recommandé[19]. Le taux élevé de phosphore et le faible taux de calcium s'expliquent peut-être par une consommation réduite de produits laitiers à basse teneur en matières grasses et une consommation accrue de viande et de boissons gazeuses contenant du phosphore. (*Diagramme 3, page 17*)

Diagramme 3. Ratio calcium-phosphore de certains aliments

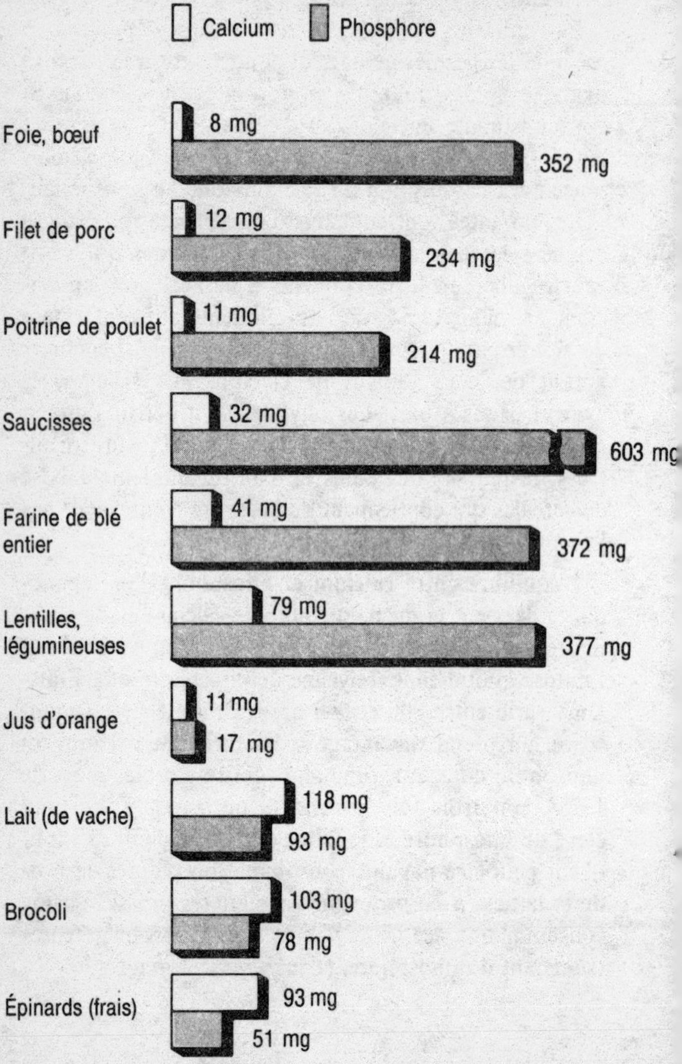

Le ratio calcium-phosphore a un plus grand effet sur le taux de calcium dans le sang que la dose de calcium elle-même. Une dose excessive de phosphore ou une dose de calcium trop faible par rapport au phosphore entraîne le rejet du calcium dans l'urine et la décalcification osseuse.

La dose de protéines Un régime à haute teneur en protéines augmente l'élimination du calcium par voie urinaire et il faut alors compenser cette perte par une dose de calcium accrue[4,20]. Le régime alimentaire des Américains comprend une grande quantité de protéines. Les gens consomment fréquemment deux ou trois fois la dose recommandée et cette habitude, combinée à une faible dose de calcium et à une dose élevée de phosphore, augmente les risques de carence en calcium.

Une faible dose de vitamine D Une déficience en calcium et des problèmes d'ossification peuvent se développer en dépit d'une dose de calcium appropriée si le régime a une basse teneur en vitamine D. Cette vitamine liposoluble est indispensable à la fixation du calcium.

Une consommation de fibres élevée Les fibres contenues dans le pain de céréales entières et les céréales peuvent se lier au calcium dans l'intestin et en freiner l'assimilation. Le taux total de fibres consommées dans un régime composé de pains de céréales entières, de céréales, de fruits et de légumes, de produits laitiers à basse teneur en matières grasses et de viande aura peu d'incidence sur la fixation du calcium. Cependant, si une personne consomme une grande quantité de fibres traitées comme le son et suit un régime à basse ou très basse teneur en calcium, une carence en calcium peut se produire.

L'alcool et les drogues D'autres facteurs que le régime alimentaire peuvent influencer l'assimilation du calcium par l'organisme. Bien qu'une consommation d'alcool modérée semble n'avoir aucun effet, les alcooliques absorbent moins bien le calcium et leurs os peuvent se former de façon anormale[20]. L'emploi de certains médicaments comme la tétracycline, les préparations pour la thyroïde, les diurétiques et les médicaments antiacides contenant de l'aluminium peuvent également diminuer le taux d'absorption du calcium.

D'autres facteurs liés au mode de vie Les personnes clouées au lit ou inactives absorbent moins de calcium et leurs os en perdent plus[21]. Le stress est aussi lié à une perte accrue de calcium et il faut parfois augmenter la dose de cet élément minéral pendant les périodes de stress intense pour en maintenir l'équilibre[11,12].

III

Le calcium et l'ostéoporose

De nos jours, il n'y a pas de journal ou de revue qui ne traite de l'ostéoropose. Les scientifiques essaient de déterminer toutes les causes de cette maladie des os, les personnes les plus susceptibles d'en souffrir et les moyens de prévention ou de guérison.

Qu'est-ce que l'ostéoporose?

L'ostéoporose est la maladie osseuse la plus répandue dans le monde: une femme sur quatre en souffrira et quinze millions de personnes en sont atteintes[22,23]. Cette maladie est causée par une perte chronique de calcium du tissu osseux; elle s'accompagne de douleurs et de paralysie provoquées par la faiblesse et la porosité des os qui se cassent facilement. La perte du tissu osseux est liée à l'âge et se manifeste très fréquemment chez les hommes et les femmes à un âge avancé. Cependant, le taux de perte varie selon les personnes et le type d'os affecté. Les fractures de la hanche, du poignet et des vertèbres du dos sont les plus courantes[24].

La structure des os

Les os comprennent une matrice protéique solide, renforcée par des dépôts de calcium. Un os adulte se compose d'environ 30 % de protéines et de 70 % de dépôts minéraux. Les os récemment formés de jeunes enfants ont une plus grande proportion de protéines.

L'os est surtout constitué de longues fibres de protéines, appelées collagènes, qui s'entrecroisent pour former un réseau. Cette structure permet aux os de supporter la pression sans se briser.

L'espace entre les protéines est comblé par des cristaux composés surtout de deux éléments minéraux, le calcium et le phosphore. D'autres éléments, comme le magnésium, le fluorure, le zinc et le sodium, font également partie de l'os. Ces métaux donnent de la force et de la rigidité aux tissus osseux. Plus les métaux sont serrés et plus les cristaux formant l'os sont grands, plus le tissu osseux est dense et dur. (*Figure 4, page 21*)

La matrice protéique donne de l'élasticité à l'os, c'est-à-dire la capacité de résister à la traction. Les cristaux sont semblables à du marbre et permettent à l'os de résister à la compression et de supporter le poids de l'organisme ainsi que l'activité physique. L'aptitude de l'os à supporter la pression et la compression est de même nature que les qualités du béton armé. Les tiges d'acier de ce dernier procurent souplesse et élasticité, tandis que le ciment lui confère de la résistance à la compression. Les os en bonne santé sont toutefois plus résistants que le béton armé[25].

L'os subit des transformations incessantes durant toute la vie. Les éléments minéraux sont éliminés et remplacés par de nouveaux. On appelle ces phénomènes la rétention (addition de calcium à l'os) et l'élimination (évacuation du calcium de l'os). Les os acquièrent leur résistance et leur densité maximales à l'âge de 35 ans. Par la suite, la résistance et la densité continuent de baisser jusqu'à la mort, résultat d'une élimination supérieure à la rétention.

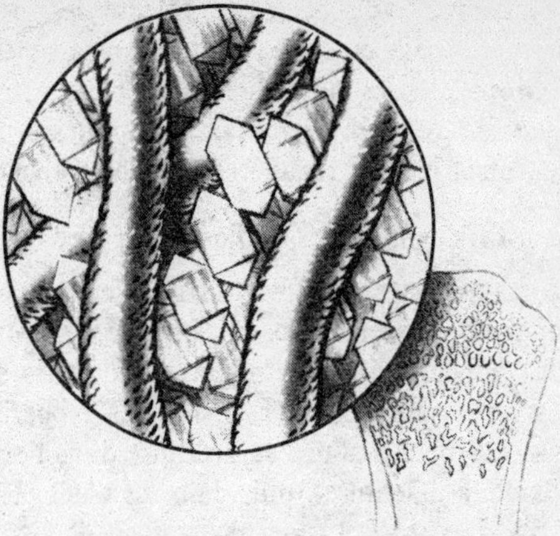

Figure 4. Un os adulte se compose de cristaux de métaux intercalés entre des structures de protéines.

La masse de l'os en mesure la dureté ou la densité. La masse osseuse des hommes est supérieure de 25 à 30 % à celle des femmes ; les os des hommes sont donc plus denses. Les personnes de race noire ont une masse osseuse supérieure de 10 % à celle des personnes de race blanche, ce qui explique l'incidence d'ostéoporose moindre chez les premières[26]. La diminution de la masse osseuse avec l'âge provoque la fragilité des os ; elle est la principale cause des fractures qui accompagnent l'ostéoporose.

En réalité, deux types de décalcification osseuse se produisent au cours de la vie. Le premier concerne un tissu osseux nommé os compact ou haversien, caractéristique des os longs du bras et de la jambe. La perte de l'os compact s'accélère après 50 ans et affecte souvent les femmes après la ménopause.

Le deuxième type de perte affecte les os de la colonne vertébrale et du bassin, nommés os trabéculaires. Moins denses que les os compacts, ils ont un aspect alvéolaire. Dès la trentaine, hommes et femmes commencent à perdre régulièrement l'os trabéculaire[16].

Quels sont les symptômes de l'ostéoporose?

Pour certains, une fracture constitue le premier signe d'ostéoporose. D'autres personnes peuvent souffrir pendant des années de divers maux et douleurs souvent associés au «vieillissement». Selon les recherches, la perte osseuse peut d'abord se produire dans l'os maxillaire (os de la mâchoire), puis dans les côtes et les vertèbres (os du dos)[27]. La décalcification de l'os maxillaire, accompagnée de douleurs, peut causer d'autres problèmes en augmentant les risques de perdre les dents, ce qui entraîne la consommation d'une variété moins large d'aliments et de moins de calcium.

Les femmes ont plus souvent que les hommes des fractures de vertèbres[26]. Ces fractures sont dites de compression parce que les vertèbres sont comprimées ensemble. S'il y a ostéoporose, une vertèbre peut s'effondrer au moment où l'on accomplit des tâches routinières comme celle de soulever un objet ou de se lever. Ce genre de fracture n'est pas nécessairement douloureuse et la personne ne s'en aperçoit pas toujours. C'est l'affaissement répété de la vertèbre qui explique la diminution de la taille d'une personne (jusqu'à 20 cm) et l'accentuation de la voussure du dos (semblable à une bosse) qui est caractéristique de la vieillesse[28]. (*Figure 5, page 23*)

Une autre fracture typique de l'ostéoporose est celle de la hanche. On estime à 190 000 par année le nombre de ces fractures dont les deux tiers sont attribuables à l'ostéoporose. Avant l'âge de 90 ans, 33 % des femmes

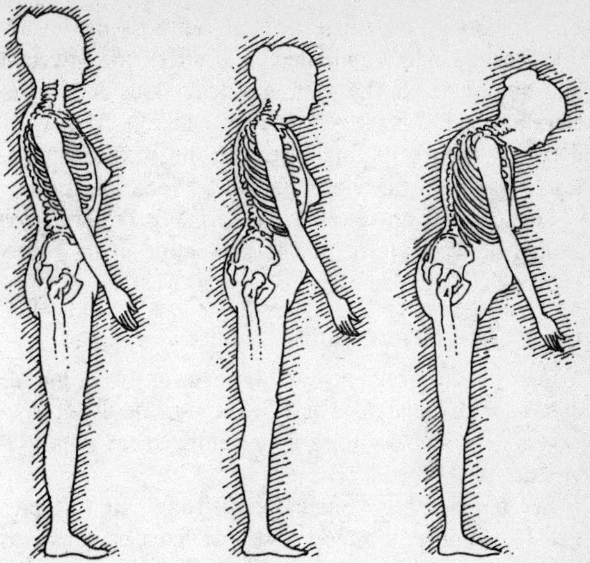

Figure 5.

et 17 % des hommes ont eu une fracture de la hanche[21,22] qui se complique souvent d'hospitalisation, de dépression et de problèmes chirurgicaux. Ces complications se révèlent mortelles chez 12 à 15 % des patients, classant ainsi les fractures de la hanche comme la deuxième cause de décès chez les personnes dont l'âge varie entre 47 et 74 ans[22].

Les dommages dus à l'ostéoporose dépassent ceux qui sont provoqués par une diminution de la taille, la douleur, les maux de dents et les fractures. Les personnes qui survivent à une fracture de la hanche perdent souvent leur mobilité et leur indépendance ; elles doivent compter sur l'aide de la famille, des voisins ou du personnel d'une maison de retraite. La dépression qui s'ensuit ou la crainte de chutes ultérieures affectent leur qualité de vie. La perte des dents issue de la détérioration de l'os maxillaire peut entraîner des problèmes d'alimentation et de malnutritrion qui réduisent d'autant plus la résistance aux maladies et aux infections.

Les séquelles graves et à long terme de l'ostéoporose soulignent l'importance de la prévention et du traitement de cette maladie.

Qui est sujet à l'ostéoporose?

N'importe qui l'est puisque la masse osseuse diminue avec l'âge. Cependant, l'hérédité et le mode de vie peuvent influer sur la vitesse de développement et la gravité des problèmes.

Les femmes Les femmes souffriront huit fois plus que les hommes d'ostéoporose, car leurs os sont plus fins et moins denses. Le taux de décalcification doit donc être moindre avant que leurs os soient trop faibles pour supporter le poids de l'organisme. De plus, les femmes tendent à vivre plus longtemps que les hommes et, comme l'ostéoporose est liée au vieillissement, elles risquent plus d'en être atteintes. En outre, elles mangent moins que les hommes et manifestent une propension plus grande à suivre des régimes pour maigrir, d'où une consommation moindre de nourriture et, par conséquent, de calcium.

Ce sont les femmes de race blanche d'Europe du Nord-Ouest qui sont les plus vulnérables. Elles se distinguent par leur teint clair parsemé de tâches de rousseur et leurs cheveux de couleur pâle. Le risque est moins élevé chez les femmes méditerranéennes. Les femmes de race noire en sont rarement atteintes. En outre, l'ostéoporose affecte plus les femmes minces que les obèses[29].

L'hérédité Une personne dotée d'une ossature petite et frêle n'a pas à perdre beaucoup de calcium avant que les os ne puissent plus supporter le poids de l'organisme. Elle devra prendre du calcium et faire de l'exercice toute sa vie pour contrer ce risque.

La ménopause La masse osseuse diminue plus rapidement après la ménopause. Ce phénomène s'explique par une baisse du taux d'œstrogène dans le sang, hormone femelle produite par les ovaires, ainsi que par les faibles doses de calcium assimilées au cours de la vie. Quand le taux d'œstrogène diminue, le tissu osseux devient plus sensible à l'hormone qui commande au calcium d'évacuer l'os. Par conséquent, la décalcification augmente après la ménopause. Les femmes ménopausées jeunes par suite d'une ablation des ovaires ont plus de risques d'être atteintes d'ostéoporose[26]. C'est une erreur de croire que cette maladie se déclenche à un âge avancé. Tout symptôme de décalcification osseuse au cours de la vieillesse signale simplement que la déficience en calcium progresse depuis des années et qu'elle devient manifeste ou est provoquée après la ménopause.

Des régimes faibles en calories Un régime faible en calories entraîne l'apparition de l'ostéoporose.

Une femme qui suit un tel régime risque l'ostéoporose parce sa dose de calcium est souvent peu élevée. Si une femme suit un régime faible en calories toute sa vie, la probabilité qu'elle ne prenne pas suffisamment de calcium augmente. Un régime comportant moins de 1 600 calories ne fournit pas assez de calcium et un supplément devra être envisagé. La moitié des Américaines consomment moins de 1 493 calories par jour et souffriront éventuellement de plusieurs carences, dont celle de calcium[1,4].

La consommation de boissons gazeuses, hypocaloriques ou non, qui contiennent du phosphore peut également déséquilibrer le ratio calcium-phospore et augmenter la perte de calcium fixé dans les os.

Un mode de vie sédentaire L'exercice accroît la masse des os et retarde la décalcification. En l'absence d'activités physiques, les os perdent rapidement les éléments minéraux. Le meilleur type d'activité pour prévenir l'ostéoporose est celui qui exerce du poids et de la pression sur les os longs, comme la marche ou le jogging.

L'expérience des premiers astronautes est l'exemple le plus marquant des effets d'un manque d'exercice sur la santé des os. Après 72 heures en apesanteur, les os d'un groupe de jeunes cosmonautes ont perdu une quantité considérable de calcium[31]. L'influence du poids sur les os explique sans doute pourquoi les femmes minces sont plus sujettes à l'ostéoporose que les femmes obèses dont l'ossature supporte un poids supérieur.

Le stress L'organisme absorbe moins de calcium en périodes de stress, de tension et de chagrin. Il faut réduire le stress ou prendre plus de calcium pour compenser cette diminution.

La grossesse À un moment donné, on a cru que la grossesse et l'allaitement épuisaient la réserve de calcium et que la grossesse affaiblirait l'ossature. Récemment, on a observé que le risque d'ostéoporose est moins élevé chez les femmes ayant eu deux ou plusieurs grossesses. L'effet préventif de la grossesse sur l'ostéoporose peut s'expliquer par le surplus de poids gagné au cours de cette période.

Les médicaments Pour certaines personnes dont la santé repose sur l'utilisation à long terme de certains médicaments, il peut se révéler important de prendre un supplément de calcium. Les corticostéroïdes entravent parfois l'assimilation du calcium. La tétracycline forme avec le calcium un complexe qui gêne à la fois l'absorption du calcium et le traitement[32].

Certains types de diurétiques peuvent augmenter la présence de calcium dans l'urine. L'isioniazide utilisée pour le traitement de la tuberculose peut diminuer l'absorption de calcium. Les antiacides en vente libre contenant de l'aluminium peuvent également causer des problèmes. (*Tableau 2*)

L'interaction possible des médicaments et des éléments nutritifs a quelquefois des effets graves et est souvent négligée. Les personnes qui prennent les médicaments indiqués ci-dessous devraient consulter leur médecin avant d'ajouter des suppléments vitaminiques ou des médicaments en vente libre à leur programme de santé.

Le café La caféine augmente l'élimination de calcium dans l'urine[21]. Une grande consommation de boissons à base de café (de 6 à 8 tasses de café par jour) peut provoquer une carence en calcium.

Tableau 2	**Les médicaments qui affectent la fixation du calcium**
	1. Corticostéroïdes (anti-inflammatoires)
	2. Diphénylhydantoïne (anticonvulsivant)
	3. Disphosphonates (maladie osseuse de Paget)
	4. Furosémide (diurétique)
	5. Glutéthimide (sédatif)
	6. Isioniazide (tuberculose)
	7. Phénobarbital (anticonvulsivant)
	8. Primidone (anticonvulsivant)

Bien qu'il soit préférable de consommer modérément du café, ceux qui ne désirent pas diminuer leur ration devraient envisager de prendre un supplément de calcium.

Les cigarettes et l'alcool La cigarette et une grande consommation d'alcool représentent d'autres habitudes liées au développement de l'ostéoporose[11,26].

Le diagnostic de l'ostéoporose

L'absence de tests simples et objectifs pour mesurer la décalcification a rendu l'observation de l'ostéoporose difficile. Il n'y a pas de test d'urine ou de sang qui permette de détecter cette maladie. Il existe bien plusieurs méthodes utilisées pour mesurer la densité des os. Cependant, leur coût et leur disponibilité varient et, puisqu'elles sont fondées sur l'utilisation de rayons X, la dose de radiations diffère. De plus, il faut une décalcification osseuse d'au moins 30 % avant de pouvoir diagnostiquer l'ostéoporose aux rayons X[29].

La décalcification osseuse se détecte d'abord dans l'os maxillaire, appelé os alvéolaire. La décalcification de ce tissu osseux se produit plus tôt que l'ostéoporose et est liée à une diminution de la ration de calcium. Si l'on observe une perte à cette étape, il est possible de renverser le processus en augmentant la dose de calcium jusqu'à la ration recommandée, soit 800 mg par jour.

Le densimètre radiographique permet de détecter les premiers stades de l'ostéoporose. Il comprend le matériel radiographique habituel du dentiste et permet d'évaluer l'état des os au cours d'un examen dentaire de routine[27].

La prévention de l'ostéoporose

Il est possible de prévenir les douleurs et la souffrance causées par l'ostéoporose. Bien qu'on puisse traiter cette maladie, il est préférable de la prévenir.

La prévention commence tôt. Entre 20 et 40 ans, une personne a atteint sa taille définitive. Les os ont leur longueur et leur largeur maximales et commenceront à se décalcifier à moins qu'on ne fasse attention au régime alimentaire et au mode de vie.

Après 40 ans, les os commencent à s'affaiblir. Bien que ce phénomène soit normal, s'il se produit trop rapidement ou dure trop longtemps, le risque d'ostéoporose augmente. Le taux de décalcification peut être réduit en augmentant la ration de calcium et en intégrant des activités physiques au mode de vie quotidien.

Les mesures suivantes permettent de prévenir la maladie :

1. Prendre une dose appropriée de calcium (entre 800 et 1 200 mg) et de vitamine D (400 UI) pendant toute la vie adulte. Après la ménopause, les femmes qui ne suivent pas de traitement à l'œstrogène devraient prendre quotidiennement 1 500 mg de calcium[26].
2. Faire tous les jours de l'exercice comme la marche ou le jogging.
3. Éviter de fumer. La ménopause survient quelques années plus tôt pour les fumeuses qui sont plus sujettes à l'ostéoporose[16].
4. Éviter de prendre de grandes doses de vitamine A et de vitamine D. Un surplus de ces vitamines entraîne une perte osseuse des éléments minéraux[16]. (*Figure 6, page 30*)

Figure 6. Aliments à haute teneur en calcium

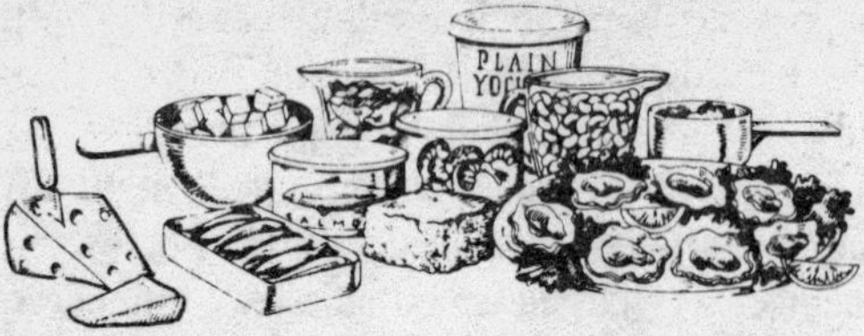

1. **Produits laitiers**
   Lait écrémé
   Yogourt nature
   Fromage suisse

2. **Fruits et légumes**
   Chou de Chine
   Feuilles de moutarde
   Choux

3. **Céréales**
   Pain à la farine de maïs

4. **Légumineuses et viandes**
   Fèves, séchées et cuites
   Saumon avec arêtes
   Sardines avec arêtes
   Tofu avec sulfate de calcium

Le traitement de l'ostéoporose

L'ostéoporose se traite de la même manière que la prévention. Une prévention dès le début est essentielle pour commencer le traitement de cette maladie avant qu'une fracture se produise.

Le remplacement de l'œstrogène Le taux d'œstrogène diminue au cours de la ménopause. Au début de cette étape, l'un des traitements les plus efficaces contre l'ostéoporose est le remplacement de l'œstrogène. Après quelques années de ce traitement effectué pendant la ménopause, les femmes sont moins sujettes aux fractures de la hanche et du poignet[26].

Ce traitement peut cependant augmenter l'incidence de certains cancers, tel celui de la paroi utérine. Le traitement à l'œstrogène ne convient pas nécessairement à toutes les femmes[34].

Les suppléments de calcium et de vitamine D Un autre traitement courant contre l'ostéoporose consiste à prendre des suppléments de calcium et de vitamine D. En vieillissant, les gens ont un plus grand besoin de vitamine D. Les habitants des climats froids ou les personnes âgées qui s'exposent peu au soleil semblent ne pas avoir une ration de vitamine D suffisante. De plus, la peau des adultes plus vieux n'accumule pas autant de vitamine D, même au soleil, que celle des personnes plus jeunes[35]. Par conséquent, l'ajout d'une quantité modérée de vitamine D à un supplément de calcium peut rendre le traitement plus efficace. Pour éviter les effets néfastes, il est préférable de ne pas consommer une dose quotidienne dépassant 600 à 800 UI de vitamine D[26].

Le fluorure Les personnes vivant dans un milieu où l'eau a une haute teneur en fluorure sont moins sujettes à l'ostéoporose que celles pour qui le taux de fluorure est moins élevé[36]. Le fluorure augmente la masse osseuse de la colonne vertébrale et de la hanche. Cependant, il provoque des irritations gastro-intestinales. Il est par contre trop tôt pour déterminer qui peut bénéficier du fluorure et quelle en est la dose optimale[16].

Peut-on éliminer l'ostéoporose ?

On a observé que la décalcification peut être combattue si elle est décelée tôt et traitée rapidement. Au cours d'une recherche, on a donné un supplément de calcium et de vitamine D à un groupe de femmes dont l'âge variait entre 79 et 89 ans. Après trois ans pendant lesquels ces femmes ont pris tous les jours une dose de calcium de plus de 1 000 mg, la densité des os était supérieure de 12 % à celle des femmes n'en ayant absorbé qu'une moyenne de 450 mg[27].

Au cours d'une autre expérience, des femmes en bonne santé, âgées entre 37 et 73 ans, ont reçu 750 mg de calcium et 375 UI de vitamine D. Après 36 mois de ce traitement, la densité des os a augmenté en moyenne de 12,5 %[37].

La densité de l'os maxillaire d'un groupe de personnes a augmenté après consommation quotidienne de 1 000 mg de calcium pendant 12 mois[38]. Une dose accrue de calcium augmente la dureté de cet os et diminue les problèmes de dents[39].

L'exercice a également été utilisé pour accroître la densité des os. Dans un groupe de 73 femmes post-ménopausées, celles qui marchaient ou dansaient ont vu augmenter la résistance osseuse. Un groupe semblable, demeuré sédentaire, a continué de subir une perte de la masse osseuse[30]. Les résultats de ces recherches offrent de l'espoir aux personnes qui souffrent déjà d'ostéoporose.

Pour réduire le risque de cette maladie, il faut suivre un régime contenant une dose appropriée de calcium et de vitamine D, éviter de fumer la cigarette et d'absorber une dose excessive de suppléments de vitamines A et D, ainsi que faire régulièrement de l'exercice. Le traitement actuel de l'ostéoporose repose sur le remplacement de l'œstrogène et sur des suppléments de calcium et de vitamine D.

IV

Le calcium et l'hypertension

La tension est causée par les contractions du cœur qui chassent le sang des artères vers les tissus de l'organisme. À chaque battement du cœur, la pression du sang augmente temporairement : c'est ce qu'on appelle la pression systolique. Entre les contractions, le cœur se détend pendant qu'il pompe le sang. La pression résiduelle dans les artères pendant les décontractions du cœur est dite diastolique.

On mesure la tension en enroulant une bande de caoutchouc autour du bras et en la gonflant d'air. La bande ainsi gonflée exerce une pression sur l'artère et la bloque. À mesure qu'elle se dégonfle, le sang recommence à circuler dans l'artère et la pression qu'il exerce sur la paroi est indiquée sur une échelle.

Plus de 60 000 000 d'Américains souffrent d'hypertension, c'est-à-dire de haute tension[40]. L'hypertension est la pression exagérée qu'exerce le sang sur les parois du cœur et des artères. Elle se produit quand le tensiomètre indique 160/95 ou plus à deux ou plusieurs occasions. La pression sanguine varie pendant la journée et selon les jours. L'hypertension se produit quand la pression demeure élevée.

La tension

	Systolique/Diastolique
Normale	120/80 ou moins
Limite	De 140/90 à 160/95
Hypertension	160/95 ou plus

La pression est soumise à l'action d'une fine couche musculaire qui entoure la paroi des artères. Ce muscle peut se décontracter (se relâcher) pour augmenter le diamètre de l'artère et permettre au sang de circuler en exerçant moins de pression. Il peut se contracter (se resserrer) pour réduire le diamètre de l'artère et augmenter ainsi la pression quand la tension est trop basse.

L'hypertension se manifeste quand les muscles des artères se contractent et ne se relâchent plus, quand le volume sanguin ou les contractions du cœur augmentent. Quelle que soit la cause, l'hypertension est le résultat soit de l'augmentation du volume sanguin, soit de la diminution du diamètre des artères. (*Diagramme 4, page 35*)

Dans 90 % des cas d'hypertension, on n'en connaît pas la cause : c'est ce que l'on appelle l'hypertension essentielle. D'autres cas peuvent être attribués à d'autres maladies comme une tumeur sur la glande surrénale ou le diabète[41]. On qualifie ce genre d'hypertension de secondaire.

Divers facteurs influent sur la tension d'une personne : l'âge, la race, l'hérédité, le poids et le pourcentage de graisse, le stress, la fumée de cigarette, les contraceptifs oraux, la grossesse, l'exercice et la nutrition. Certains médicaments dont les contraceptifs oraux, les stéroïdes, les décongestionnants nasaux, les inhibiteurs de la faim et certains types d'antidépressifs peuvent également provoquer l'hypertension secondaire chez certaines personnes[40].

Diagramme 4. L'hypertension se manifeste quand les muscles des artères se contractent, quand le volume ou les contractions du cœur augmentent.

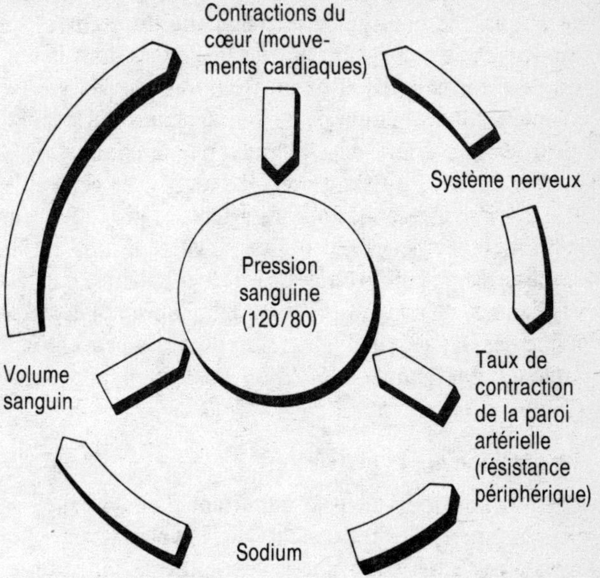

Aux États-Unis, la tension tend à augmenter avec l'âge. L'hypertension est plus fréquente et se manifeste plus tôt chez les personnes de race noire[42].

L'hypertension est un mal silencieux parce que les personnes atteintes ne présentent pas toujours de symptômes et ne cherchent pas nécessairement à se faire soigner. Deux personnes hypertendues sur cinq ignorent qu'elles sont atteintes de cette maladie[43]. Ni l'impression de stress ou d'agitation ni les battements cardiaques accrus n'en sont des symptômes. La seule façon de détecter l'hypertension consiste à faire vérifier régulièrement la pression.

L'hypertension est dangereuse parce qu'elle déclenche plus rapidement l'athérosclérose et les maladies cardiaques. Les hypertendus courent deux ou trois fois plus de risques de contracter une maladie du cœur et de souffrir d'une congestion que les personnes dont la tension est normale. Ils risquent trois fois plus de voir se manifester la formation de caillots sanguins qui peuvent obstruer une artère déjà bloquée par le cholestérol et couper l'arrivée du sang dans le cœur ou le cerveau[43]. Une tension élevée affaiblit les artères et provoque leur rupture (anévrisme). Bien que l'hypertension soit la cause principale de troubles cardio-vasculaires, d'arrêts cardiaques, de congestion et de défaillance rénale chronique, les dangers d'invalidité ou de décès peuvent être atténués par l'application d'un traitement approprié. (*Figure 7, page 37*)

La nutrition et l'hypertension

La nutrition joue un rôle important dans la cause, la prévention et le traitement de l'hypertension. Les recherches antérieures sur le lien entre la nutrition et l'hypertension ont mis l'accent sur le sodium, élément minéral que l'on trouve dans le sel de cuisine. Le sodium est également utilisé comme additif alimentaire, par exemple le glutamate monosodique et le nitrite de sodium injectés dans les viandes traitées.

Des études de comparaison entre des groupes importants dans le monde montrent que plus la ration de sel est élevée dans un pays, plus la tension des habitants est haute[44]. Dans les régions de l'Afrique du Sud et de la Nouvelle-Guinée où la ration de sel est très faible (de 200 à 1 400 mg par jour), il n'existe presque pas de cas d'hypertension. À l'opposé, cette maladie sévit dans le nord du Japon où la ration de sodium dépasse 9 200 mg par jour[45].

L'hypertension et les zones affectées

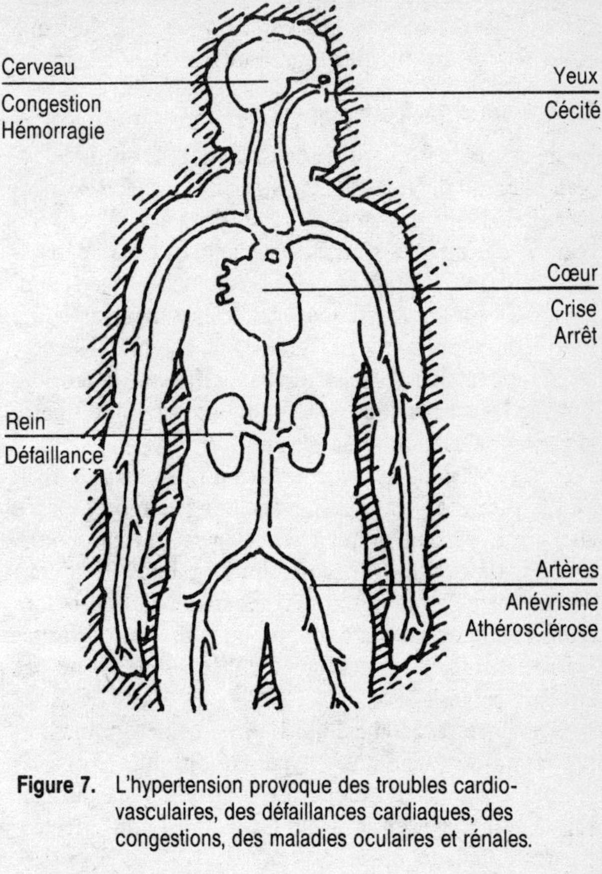

Figure 7. L'hypertension provoque des troubles cardio-vasculaires, des défaillances cardiaques, des congestions, des maladies oculaires et rénales.

Toutes les personnes consommant beaucoup de sel ne sont pas toujours atteintes d'hypertension ; cela laisse sous-entendre que certaines sont sensibles aux effets du sel[46].

Au cours des dernières années, les chercheurs se sont penchés sur le rôle que jouent d'autres éléments nutritifs sur l'hypertension. Les études montrent ainsi que la ration de calcium alimentaire influe sur la tension.

Le calcium et l'hypertension

Le lien établi entre la dose de calcium et le risque d'hypertension ne date pas d'hier. Selon des recherches effectuées au début des années 1900, dans les régions où l'eau est calcaire, les gens étaient moins atteints de maladies cardiaques[47]. L'eau calcaire contient du calcium, l'eau douce a une basse teneur en calcium et une haute teneur en sodium. Ces résultats ont conduit les chercheurs à examiner le calcium et ses effets sur la tension. Des études de nutrition ont établi une corrélation entre la ration de calcium et la tension[48-51].

Les conclusions de ces études sont intéressantes. Bien que la ration alimentaire de calcium soit moins élevée chez les hypertendus que chez les personnes en bonne santé, cette ration est encore comprise dans les limites de la normale. Si donc les hypertendus ont besoin d'une ration accrue de calcium pour prévenir ou traiter l'hypertension, la dose recommandée risque de ne pas être suffisante[52].

Une autre recherche établissant le lien entre une faible ration de calcium et l'hypertension montre que les femmes atteintes d'ostéoporose souffrent deux ou trois fois plus d'hypertension que les femmes non affectées par cette maladie des os[53].

Une carence en calcium est non seulement liée à l'hypertension, mais quand on augmente la ration de calcium, on observe également une diminution de la pression sanguine. On constate ce phénomène chez les personnes en bonne santé ainsi que chez celles qui souffrent d'hypertension modérée ou élevée. Plus tôt on augmente la ration de calcium, plus les effets à long terme sur la diminution de la pression sanguine sont importants[54].

On ne saisit pas très bien la façon dont une ration de calcium accrue prévient l'hypertension. Une théorie relie le calcium à la santé des muscles qui enveloppent les artères et régularisent la pression sanguine.

Selon une autre théorie, l'équilibre calcium-magnésium dans les cellules exerce un effet sur la pression. Habituellement, la concentration de calcium est faible à l'intérieur de la cellule et grande à l'extérieur. C'est le phénomène inverse pour le magnésium. Cette différence de concentration est entretenue par un mécanisme de pompage situé dans la membrane de la cellule. Si la pompe fonctionne mal, la cellule ne peut maintenir une concentration différente de calcium et de magnésium. Un excès de magnésium risque de sortir de la cellule ou un excès de calcium d'y entrer. Le phénomène peut perturber l'hormone qui régularise la pression sanguine et provoquer l'hypertension[50,55,56].

Il est possible qu'un lien existe entre le sodium, la ration de calcium et l'hypertension. Un régime à haute teneur en sodium est associé à l'hypertension et à une élimination accrue de calcium[57]. On ne sait pas encore si le lien entre le sodium et l'hypertension est fonction du calcium ou est un effet secondaire de la décalcification.

Bien que les recherches attestent le lien entre calcium et hypertension, celui-ci n'est pas encore prouvé. Un faible taux de calcium dans le sang peut être le résultat plutôt que la cause de l'hypertension, auquel cas une dose accrue de calcium ne profiterait pas à une personne hypertendue. Cependant, si le faible taux de calcium est cause d'hypertension, une dose accrue ou un supplément serait alors bénéfique.

La ration de calcium a baissé aux États-Unis; elle se situe d'ailleurs sous un niveau acceptable pour certaines couches de la population comme les Noirs et les personnes âgées, groupes déjà sujets à l'hypertension[52].

Il est encore trop tôt pour recommander une quantité déterminée de calcium à une personne souffrant d'hypertension. Cependant, un régime comportant une dose appropriée de calcium, au moins 800 mg, serait un bon début. À mesure que les recherches se poursuivent, un supplément de calcium pourrait devenir un moyen de traitement efficace et peu coûteux pour certaines personnes hypertendues[58]. (*Tableau 3*)

Les autres éléments nutritifs et l'hypertension

Les calories La ration de calories pourrait se révéler le facteur alimentaire le plus important du développement

Tableau 3	Équivalents en calcium
	Les portions ci-dessous contiennent autant de calcium que 225 ml de lait:
	450 ml de lait de soya avec calcium ajouté
	225 ml de brocoli
	225 ml d'amandes
	280 ml de navet
	338 ml de chou frisé
	300 ml de graines de tournesol
	450 ml de betteraves
	450 ml de semoule de blé tendre enrichie, à cuisson rapide
	675 ml de haricots secs cuits
	3 morceaux de pain à la farine de maïs enrichie

de l'hypertension. Une augmentation de poids est liée à une augmentation de la tension[59]. Les obèses souffrent d'une tension plus élevée que les personnes de poids normal. Une diminution de poids entraîne une baisse de la tension même quand la ration de sodium reste constante[48].

Les corps gras Les corps gras polyinsaturés peuvent réduire la tension en relâchant les muscles des parois artérielles[59]. Cependant, la tension peut augmenter avec un régime à haute teneur en gras, notamment les gras saturés des produits laitiers et des aliments d'origine animale[60].

Le magnésium Le magnésium pourrait jouer un rôle important dans la régularisation de la tension. Des recherches montrent que ce métal peut protéger autant que le calcium contre l'hypertension[50].

L'équilibre potassium-sodium Le potassium et le sodium interagissent dans l'organisme et le rapport entre ces deux métaux a une incidence sur l'hypertension. Les Américains consomment plus de sodium que de potassium. Les aliments traités à haute teneur en sodium, comme les «chips», sont souvent consommés à la place d'aliments à haute teneur en potassium comme les fruits et les légumes frais. Un tel régime peut provoquer l'hypertension. Dans certains cas, une augmentation de la ration de potassium peut faire baisser la tension[62]. (*Tableau 4, page 44*)

Le chlorure Le sel de cuisine se compose de sodium et de chlorure. Bien que le sodium constitue le principal élément du sel responsable de l'hypertension, on observe que le chlorure peut également jouer un rôle en ce sens. Certains animaux souffrent d'hypertension quand on leur donne du chlorure de sodium, mais ils ont une tension normale quand on leur fournit du sodium sans chlorure[59].

Les autres éléments en quantité minime Plusieurs autres éléments minéraux et vitamines en quantité minime peuvent intervenir dans l'évolution de la tension. Les éléments minéraux comme le chrome, le cobalt, le cuivre, le manganèse, le molybdène, le sélénium, le vanadium et le zinc entrent en jeu dans des processus importants pour la santé cardio-vasculaire. Plusieurs vitamines, entre autres E, A, C et B, sont nécessaires au bon état des membranes cellulaires et d'autres parties de l'organisme intervenant dans la pression sanguine[59].

Sommaire

L'hypertension est un mal sérieux qui affecte une grande partie de la population américaine. Dans la plupart des cas, la cause exacte n'est pas connue. Divers facteurs nutritifs sont responsables de cette maladie. Des changements alimentaires, visant notamment à réduire la consommation de sodium, constituent un traitement courant. On a récemment observé que le calcium est un élément nutritif important pour la prévention de l'hypertension. (*Figure 8*)

De nombreuses questions subsistent encore au sujet du calcium et de l'hypertension, auxquelles les recherches apporteront des réponses. En attendant, la meilleure solution pour les personnes atteintes d'hypertension ou celles qui y sont sujettes consiste à suivre un régime alimentaire contenant au moins la dose recommandée de calcium.

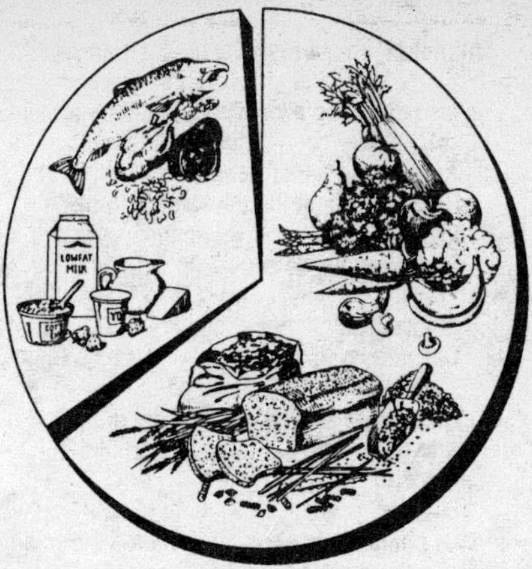

Figure 8. Régime anti-hypertension

Tableau 4	Aliments à teneurs diverses en sodium
	Consommer les aliments ci-dessous à basse teneur en sodium
	Assaisonnements non salés
	Produits à base de céréales non salés
	Produits cuits sans sel, levure artificielle ou bicarbonate de soude
	Fruits
	Jus de fruit
	Légumes non salés
	Viande fraîche préparée sans sel
	Légumineuses cuites sans sel ni petit salé
	Amandes diverses sans sel
	Ricotta
	Sorbets
	La plupart des eaux minérales (vérifier auprès du fournisseur)
	Consommer modérément les aliments à teneur moyenne en sodium
	Assaisonnements légèrement salés
	Pâte de tomate ou sauce tomate
	Produits à base de céréales à basse teneur en sel, levure artificielle ou bicarbonate de sodium
	Biscuits et muffins
	Légumes légèrement salés
	Légumes en conserve
	Fruits de mer frais
	Lait
	Babeurre
	Yogourt
	Se méfier des aliments à haute teneur en sodium
	Sel de table
	Assaisonnements très salés
	Produits à base de céréales très salés
	Bretzels
	Croustilles et chips salés
	Maïs soufflé salé
	Légumes très salés
	Tous les légumes marinés
	Olives et cornichons marinés
	Choucroute
	Produits saumurés, marinés ou fumés
	Lard
	Charcuterie
	Fromage de type américain
	Fromages fondus

V

Le calcium et les autres problèmes de santé

Le calcium peut intervenir dans le traitement et la prévention de maladies autres que l'ostéoporose et l'hypertension.

La maladie d'Alzheimer

On a découvert un excès d'aluminium dans le cerveau des patients atteints de la maladie d'Alzheimer. Une ration de calcium appropriée pourrait diminuer les effets toxiques et l'accumulation de l'aluminium dans les tissus[64].

La vitamine D et le cancer de l'intestin

Le calcium et la vitamine D pourraient offrir une certaine protection en cas de cancer du côlon et du rectum. Dans un groupe de 1 527 hommes, ceux qui étaient atteints d'un cancer de l'intestin avaient consommé moins de calcium et de vitamine D que les non-cancéreux[65]. On n'a pu toutefois prouver qu'une dose excédant la ration quotidienne de calcium permettait de prévenir ou de guérir le cancer de l'intestin.

Les troubles cardio-vasculaires

Le calcium semble réduire le taux de cholestérol de certaines personnes. Un taux de cholestérol élevé est une cause importante de troubles cardio-vasculaires; une diminution de ce taux est liée à une diminution du risque de la maladie. Les personnes affligées d'un taux de cholestérol élevé voient ce taux baisser quand un supplément de calcium équivalent à 1 000 mg par jour est inclus dans l'alimentation[66].

L'éclampsie puerpérale

L'éclampsie est un syndrome des femmes enceintes qui est dangereux pour le fœtus dans 30 à 35 % des cas[67]. Elle s'accompagne d'hypertension, d'œdème (gonflement des jambes ou des chevilles) et d'une perte de protéines dans l'urine. Appelée également toxémie gravidique, l'éclampsie puerpérale se développe habituellement au cours des trois derniers mois de la grossesse. La cause n'est pas encore connue, mais parmi les facteurs figurent des soins prénatals inappropriés, une mauvaise nutrition et le fait qu'il s'agit d'une première grossesse. Une faible ration de calcium peut être liée à cette maladie.

Un régime alimentaire combiné à un supplément de minéraux et de vitamines, dont le calcium, peut réduire le risque d'éclampsie[69].

Les calculs rénaux

Environ 1 adulte sur 1 000 souffre de calculs des voies urinaires et doit être hospitalisé pour complications[70]. Les calculs rénaux sont composés de cristaux de calcium combiné à d'autres éléments comme l'oxalate ou le phosphate. La cristallisation est fonction du taux de concentration de ces éléments dans l'urine. Plus le taux est élevé, plus la probabilité de calculs est grande. Les personnes atteintes de ce mal éliminent de grandes quantités de calcium, augmentant ainsi la concentration du calcium dans l'urine. Un supplément de calcium n'est pas recommandé à ces personnes qui devraient consulter un médecin et suivre un régime alimentaire fournissant la dose de calcium appropriée à la prévention de l'ostéoporose et des calculs rénaux.

La périodontite

Les maladies des gencives portent le nom de périodontite. Il s'agit de la principale cause de la perte des dents adultes. Les preuves montrent qu'un supplément de calcium variant entre 1 000 et 2 000 mg par jour, pris pendant plusieurs mois, permet de réduire l'incidence de maladies périodontiques. Un régime à basse teneur en calcium peut contribuer à aggraver cette affection[71]. Une ration de calcium peu élevée est liée à la décalcification de l'os maxillaire (os alvéolaire), ce qui complique la mise en place des dentiers[39,72]. L'utilisation quotidienne de la brosse et de la soie contribue à prévenir la périodontite.

VI

Les suppléments de calcium

Qui peut bénéficier d'un supplément de calcium ?

Nombreuses sont les personnes qui ne prennent pas suffisamment de calcium. Un supplément de calcium constitue donc un bon moyen pour les Américains de respecter la dose quotidienne recommandée[3,4].

Ce sont les femmes qui tireront le plus parti d'un supplément de calcium pris régulièrement, car elles absorbent moins de calcium et mangent moins que les hommes. En outre, elles sont plus sujettes à l'ostéoporose. Cependant, il est important de vérifier la dose de calcium à tout âge, que l'on soit de sexe masculin ou féminin, puisque l'ostéoporose peut se développer chez n'importe qui.

Certains sous-groupes sont plus sujets que d'autres à l'ostéoporose :

- les femmes post-ménopausées ;
- les personnes au régime ;
- les personnes de frêle ossature ;
- les personnes qui consomment plusieurs tasses de café par jour ;
- les personnes prenant des médicaments qui diminuent l'assimilation de calcium, comme la tétracycline et les antiacides contenant de l'aluminium ;

- les fumeurs et fumeuses de cigarettes;
- les femmes ayant subi une ovariectomie (ablation des ovaires);
- les personnes souffrant de stress chronique.

Tous les suppléments de calcium se valent-ils?

Non, ils ne sont pas tous semblables. Un supplément est d'ordinaire une combinaison de calcium et d'autres éléments. On distingue cinq suppléments principaux:

- le gluconate de calcium;
- le lactate de calcium;
- le phosphate de calcium;
- le carbonate de calcium;
- le citrate de calcium.

Chez les personnes en bonne santé, tous les suppléments de calcium sont absorbés de la même manière et sont considérés comme de bonnes sources de cet élément minéral. Toutefois, certaines maladies peuvent affecter l'assimilation de différentes préparations de calcium. Pour être absorbé, cet élément exige que l'intestin offre un milieu acide. Les personnes atteintes d'achlorhydrie, c'est-à-dire qui ne sécrètent pas assez d'acide gastrique, risquent de ne pas bien assimiler le carbonate de calcium. Un supplément de citrate de calcium ou la consommation de carbonate de calcium au cours d'un repas peuvent augmenter l'absorption de calcium[73].

Les suppléments diffèrent aussi par leur quantité de calcium. Le carbonate en contient le plus, soit 40 % de calcium et 60 % de carbonate. Le phosphate de calcium ne comprend que 29 % de calcium. Le lactate et le gluconate de calcium en contiennent entre 9 et 13 %[21]. Il faut donc prendre en considération le pourcentage de calcium dans le calcul de la ration consommée. (*Tableau 5, page 50*)

Tableau 5 Quantité de calcium dans les suppléments

Sel de calcium	Équivalant 1 tablette antiacide (en mg)	Pourcentage de calcium	Dose de calcium (en mg)
Gluconate de calcium	1 200	9	108
Lactate de calcium	1 200	13	156
Phosphate de calcium	1 200	29	348
Carbonate de calcium	1 200	40	480

Certaines préparations antiacides renferment une grande quantité de carbonate de calcium et constituent une excellente source de ce métal[21]. Ce genre de produit a l'avantage de se présenter sous forme de comprimés à croquer en différentes saveurs. Les antiacides semblent en être une bonne source pourvu que le produit ne comprenne pas d'aluminium, car cet élément diminue l'absorption de calcium et peut provoquer des maladies osseuses[74,75].

Un supplément de poudre d'os et de dolomite peut être contaminé par une quantité infime de métal toxique comme le plomb, l'arsenic, le mercure et le cadmium[21]. Ces sources de calcium doivent être évitées à moins qu'on puisse prouver l'absence d'un des métaux précités.

La vitamine D joue un rôle important dans la régularisation de l'absorption de calcium. Avant de remplir son rôle, cette vitamine doit être convertie par le foie sous une forme active. Une fois activée, la vitamine D agit sur la fixation et l'élimination du calcium dans les os. Les adultes plus âgés peuvent parfois fabriquer moins de vitamine D sous l'effet du soleil et en transformer moins sous une forme active[76]. Ils peuvent également s'exposer moins souvent au soleil et consommer moins d'aliments auxquels on a ajouté de la vitamine D, augmentant ainsi les risques de carence de cet élément nutritif[35].

Plusieurs suppléments de calcium contiennent de la vitamine D afin d'augmenter le taux d'absorption du métal par l'organisme. La dose quotidienne de vitamine D ne devrait pas dépasser 800 UI ou le double de la dose recommandée de calcium, car cette vitamine, prise en grande quantité, peut devenir toxique. Avant de choisir un supplément de calcium et de vitamine D, il faut tenir compte de la proportion de chaque élément.

Pour les personnes qui désirent prendre un supplément ou à qui le médecin l'a ordonné, la quantité nécessaire est fonction de différents facteurs :

- *La quantité de calcium consommée dans les aliments.* Un buveur de lait peut prendre environ 300 mg de calcium dans un verre de lait de 227 ml. Deux verres de lait par jour correspondent presque à la dose quotidienne recommandée : le supplément de calcium nécessaire sera donc peu élevé. D'autre part, la personne qui souffre d'intolérance au lactose, suit un régime ou n'aime pas le lait risque de prendre une dose quotidienne inférieure à 800 mg et devra compenser par une plus grande quantité de supplément de calcium.
- *L'âge, le sexe, l'activité physique et les facteurs connus d'ostéoporose.* Les femmes pré-ménopausées ou prenant de l'œstrogène devraient absorber 1 000 mg de calcium par jour. Les femmes post-ménopausées qui ne suivent pas un traitement d'œstrogène devraient absorber 1 500 mg de calcium par jour[26]. Le régime alimentaire seul ne permet pas toujours de respecter ces doses.
- *Les affections ou les traitements ayant un effet sur les besoins en suppléments nutritifs.* Certaines affec-

tions peuvent nécessiter une dose accrue de calcium, comblée par l'apport de suppléments. Dans d'autres cas, un supplément peut se révéler dangereux. Il est préférable de consulter un pharmacien pour connaître l'effet du calcium sur les médicaments.

Une grande dose de calcium comporte-t-elle des risques?

Une dose de calcium quotidienne variant entre 1 000 et 2 500 mg n'est pas dangereuse pour les personnes en bonne santé[4].

Toutefois, on connaît peu les effets de doses importantes (10 000 mg par jour) sur l'organisme. Une grande quantité de calcium est peut-être néfaste en raison de ses effets sur le rapport entre le calcium et d'autres éléments nutritifs dans le corps. Une dose de calcium excessive risque d'entraver l'absorption de zinc et de provoquer une carence en zinc. On ne peut compenser en prenant plus de zinc, car une quantité supplémentaire de zinc peut entraîner à son tour une carence en fer ou en cuivre. L'absorption du fer et la réserve de calcium dans les tissus peuvent diminuer si la dose de calcium est trop élevée[16].

Chez les animaux, des doses de calcium importantes suscitent parfois une carence secondaire en vitamine K et des saignements trop abondants. Finalement, une grande quantité de calcium peut altérer le rapport calcium-phosphore et entraîner une décalcification[77].

Chez les personnes en bonne santé, les suppléments de calcium peuvent occasionner de légers problèmes. Certaines souffrent de constipation, de ballonnement ou de flatuosités[62]. Problèmes sans gravité, mais ennuyeux. Les suppléments de calcium peuvent également contrebalancer l'effet de la tétracycline et ne devraient pas être pris en même temps que les médicaments.

Ils ne sont pas toujours bénéfiques dans certains cas. Les personnes atteintes d'affections rénales devraient éviter les suppléments de calcium à moins que leur médecin ne les leur ait recommandés.

Les gens atteints d'un ulcère gastroduodénal peuvent être sujets à des affections provoquées par une dose de calcium excessive. Les personnes consommant beaucoup de lait et d'antiacides peuvent souffrir du syndrome de Burnett, dit du lait et des alcalins. Le taux de calcium dans leur sang est anormalement élevé et ces individus contracteront plus facilement des maladies rénales[4].

Sommaire

On attribuait au vieillissement les maux et douleurs, le dos voûté, la perte de dents, les fractures causées par l'ostéoporose et une augmentation de la tension. On sait désormais que ces symptômes sont dus aux habitudes.

Les choix qu'effectue une personne à propos du régime alimentaire, de l'exercice et d'autres habitudes auront un effet sur la résistance, la porosité et le maintien des os, ainsi que sur la tension et la santé du cœur.

Bilan	Quelle est votre ration de calcium?			
Aliment	**Quantité**	**Nombre de portions**	**Dose de calcium (en mg)**	**Quantité totale de calcium**
Yogourt nature à faible teneur en gras	227 ml	________		
Lait en poudre sans gras	113 g	________		
Sardines en conserve	85 g	+ ________		
Nombre total de portions		________	× ***400*** =	________
Yogourt aux fruits	227 ml	________		
Lait écrémé à faible teneur en gras	227 ml	________		
Lait entier, babeurre, lait au chocolat	227 ml	________		
Parmesan (râpé)	56 g	________		
Suisse et gruyère	28 g	+ ________		
Nombre total de portions		________	× ***300*** =	________
Fromage (à pâte ferme)	14 g	________		
Semoule de blé enrichie (instantanée, cuite)	227 ml	+ ________		
Nombre total de portions		________	× ***200*** =	________
Saumon rouge en conserve (avec arêtes)	85 g	________		
Feuilles de navet	113 g	________		
Tofu avec calcium	113 g	+ ________		
Nombre total de portions		________	× ***150*** =	________

(voir page suivante)

Bilan	Quelle est votre ration de calcium?			
Aliment	**Quantité**	**Nombre de portions**	**Dose de calcium (en mg)**	**Quantité totale de calcium**
Crème glacée et lait glacé	112 ml	________		
Épinards cuits	113 g	________		
Brocoli en conserve	113 g	+ ________		
Nombre total de portions		________	× ***75*** =	________
Amandes	28 g	________		
Germes de soya cuits	113 g	________		
Bettes cuites	113 g	________		
Cottage	112 ml	________		
Tortilla au maïs	1 (moyenne)	________		
Orange	1 (moyenne)	________		
Légumineuses cuites (fèves)	113 g	+ ________		
Nombre total de portions		________	× ***50*** =	________
Carotte crue	1 moyenne	________		
Dattes, raisins	56 g	________		
Œuf	1 (gros)	________		
Pain de blé entier	1 tranche	________		
Beurre d'arachides	2 c. à table	+ ________		
Nombre total de portions		________	× ***25*** =	________
	Ration de calcium réelle			________
	Moins la dose recommandée			________
	Différence			________

Références

1. *Recommended Dietary Allowances,* 9 ed, 1980. National Academy of Sciences, Washington, DC, pp 125-132.
2. Recker R: Osteoporosis. *Cont Nutr* 1983; 8:1-2
3. Garrison R, Somer E: *The Nutrition Desk Reference.* New Canaan, Conn, Keats Publishing Co 1985, pp 116-124.
4. Heaney R, Gallagher J, Johnston C, et al: Calcium nutrition and bone health in the elderly. *Am J Clin Nutr* 1982; 36:986-1013.
5. Keyler D, Peterson C: Oral calcium supplements: How much or what, for whom, and why? *Postgr Med* 1985; 78:123-125.
6. Chinn H: Effects of dietary factors on skeletal integrity in adults. *Calcium, Phosphorus, Vitamin D and Protein.* Report for FDA Contract 223-79-2775, Bethesda MD: Life Science Reseach Office FASEB, 1981.
7. Brewster L, Jacobson M: *The Changing American Diet: A Chronicle of American Eating Habits From 1910-1980.* Washington DC, Center For Science in the Public Interest. 1983, p 74.
8. Pao E, Mickle S: Problem nutrients in the United States. *Food Tech* 1981; 35:58-69.
9. Brewster L, Jacobson M: *The Changing American Diet: A Chronical of American Eating Habits From 1910-1980.* Washington DC, Center For Science in the Public Interest. 1983, p 39.
10. Newcomer A, Hodgson S, McGill D, et al: Lactase deficiency: Prevalence in osteoporosis. *Ann Int Med* 1978; 89:218-220.
11. Goodhart R, Shils M: *Modern Nutrition in Health and Disease,* 6th Ed. Philadelphia, Lea & Febiger, 1980, pp 295-309.
12. Czajka-Narins D: Minerals, in Krause M, Mahan L (eds): *Food, Nutrition, and Diet Therapy,* ed 7. Philadelphia, WB Saunders Co, 1984, pp 150-151.
13. Gallagher J, Jerpbak C, Gee W, et al: 1,25 dihydroxyvitamin D3:Short- and long-term effects on bone and calcium metabolism in patients with postmenopausal osteoporosis. *Proc Natl Acad Sci* 1982; 79:3325.

14. Wills M: Intestinal absorption of calcium. *Lancet* 1973; 1:820.
15. Taylor A, Wasserman R: Vitamin D-induced calcium binding protein: Comparative aspects in kidney and intestine. *Am J Physiol* 1972; 223:110.
16. Marcus R: Calcium, skeletal aging, and osteoporosis. *Nutr & MD* 1985; 11:1-6.
17. Song M, Adham N, Ament M: A possible role of zinc on the intestinal calcium absorption mechanisms. *Nutr Rep Int* 1985; 31:43-51.
18. Carroll M, Abraham S, Dresser C: *Dietary Intake Source Data: United States, 1976-1980.* US Dept Health and Human Services Publ No. (HS) 83-1681. Washington, DC, US Government Printing Office, 1983.
19. Dairy Council Digest: Calcium: Utilization and Requirement, in Labuza T, Sloan A: *Contemporary Nutrition Controversies.* St Paul, West Publishing Co, 1979, pp 202-210.
20. Heaney R: *Prevention of Age-related Osteoporosis in Women, The Osteoporotic Sydrome,* New York, Grune & Stratton 1983, pp 123-144.
21. Fanelli M: Promoting women's health. *Dietetic Currents* 1985; 12-4:19-24.
22. Davies R, Saha S: Osteoporosis. *Am Fam Phys* 1985; 32:107-114.
23. Are you at risk for bone disease? Rosemont, Illinois, *National Dairy Council* 1984, 60018-4233.
24. Riggs B: Changes in bone mineral density of the proximal femur and spine with aging. *J Clin Inv*est 1982; 70:716.
25. Guyton A: *Textbook of Medical Physiology,* ed 5. Philadelphia, WB Saunders Co 1976, pp 1056-1059.
26. Osteoporosis-Consensus Conference: *JAMA* 1984; 252:799-802.
27. Albanese A: Problems of bone health in elderly. *NY State J Med* 1975; 75:326.
28. Osteoporosis and calcium balance. *Nutrition Reviews* 1983; 41:83-85.
29. Lane J, Vigorita V: Osteoporosis. *J Bone Joint Surg* 1983; 65-A:274-278.

30. Marcus R: The relationship of dietary calcium to the maintenance of skeletal integrity in man. *Metabolism* 1982; 31:93.
31. Mack R, La Chance P: Effects of recumbancy and space flight on bone density. *Am J Clin Nutr* 1967; 20:1194.
32. Keyler D, Peterson D: Oral calcium supplements: How much of what, for whom and why? *Postgrad Med* 1985; 78:123-125.
33. Spencer, H, Kramer L, Norris C, et al: Effect of small doses of aluminum-containing antacids on calcium and phosphorus metabolism. *Am J Clin Nutr* 1982; 36:776.
34. Recker R: Osteoporosis. *Cont Nutr* 1983; 8:1-2.
35. MacLaughlin J, Holick M: Aging decreases the capacity of human skin to produce vitamin D3. *J Clin Inv* 1985; 76:1536-1538.
36. Fluoride and osteoporosis. *Nutr & MD* 1979; 5:5.
37. Albanese A: Calcium nutrition in the elderly. *Nutr & MD* 1979; V:1-6.
38. Ludwack L: Dietary calcium and reversal of bone mineralization. Rosemont, Illinois, *Nutr News* 1974; 37:1.
39. Krook L: Experimental studies on osteoporosis, in Jasmin D, Cantin M (eds): *Methods and Achievements in Experimental Pathology.* Montreal, Karger, Basel 1975; 7:72.
40. The 1984 Report of the Joint National Committee on Detection, Evaluation, and Treatment of High Blood Pressure. *Arch Int Med* 1984; 144:1045-1057.
41. Symposium: Hypertension and Antihypertensive drugs. *Fed Proc* 1981; 40:2250.
42. Rowland F, Roberts J: *Blood Pressure Levels in Persons 6-74 Years: United States 1976-1980,* Advance data. National Center for Health Statistics, Vital and Health Statistics No. 84. US Dept of Health and Human Services, Public Health Service, Oct, 1982.
43. Garrison R, Somer E: *The Nutrition Desk Reference.* New Canaan, Conn, Keats Publishing Co, 1985, p 155.
44. Dahl K: Salt and hypertension. *Am J Clin Nutr* 1972; 25:231.

45. Tobian L.: Dietary salt (sodium) and hypertension. *Am J Clin Nutr* 1979; 32:2659-2662.
46. MacGregor G: Double-blind, randomized cross-over trial of moderate sodium restriction in essential hypertension. *Lancet* 1982; 1:351-354.
47. Schroeder H: Relation between mortality for cardiovascular disease and treated water supplies. *JAMA* 1960; 172: 1902-1908.
48. McCarron D, Henry H, Morris C: Human nutrition and blood pressure regulation: an integrated approach. *Hypertension* 1982; 4(suppIII):III2-III3.
49. Ackley S, Barrett-Connor E, Suarez L: Dairy products, calcium, and blood pressure. *Am J Clin Nutr* 1983; 38:457-461.
50. McCarron D: Calcium and magnesium nutrition in human hypertension. *Ann Int Med* 1983; 98:800-805.
51. Belizan J, Villar J, Pineda O, et al: Reduction of blood pressure with calcium supplementation in young adults. *JAMA* 1983; 249:1161.
52. McCarron D, Morris C, Cole C: Dietary calcium in human hypertension. *Science* 1982; 217:267-269.
53. McCarron D, Chestnut C, Baylink, D: Blood pressure response to the pharmacological management of osteoporosis. *Clin Res* 1981; 29:274A.
54. McCarron D: Proceedings of the 4th International Symposium on rats with spontaneous hypertension. Schattauel, Stuttgart 1982, p 421.
55. Resnick L: Divalent cations in essential hypertension — relations between serum ionized calcium magnesium and plasma renin activity. *N Eng J Med* 1983; 309:888-891.
56. Cranton E: Calcium: The two-edged sword. *Corporate Fitness and Recreation* 1983; Aug-Sept:13-14.
57. Dietary factors and blood pressure. *Dairy Council Digest* 1981; 52:25-30.
58. Resnick L: Calcium and hypertension: The emerging connection. *Ann of Int Med* 1985; 103:944-945.
59. Henry H, McCarron D: Diet and hypertension: An update on recent research. *Cont Nutr* 1982; 7:1-2.
60. Puska P, Iacono J, Nissinen A, et al: Dietary fat and blood pressure: An intervention study on the effects of

a low-fat diet with two levels of polyunsaturated fat. *Prev Med* 1985; 14:573-584.
61. Shank F, Park Y, Harland B, et al: Perspective of food and drug administration on dietary sodium. *J Am Diet Assoc* 1982; 80:29-35.
62. MacGregor G, Smith S, Markandu M, et al: Moderate potassium supplementation and essential hypertension. *Lancet* 1982; 2:567.
63. Koning J: Aluminum pots as a source of dietary aluminum. *N Eng J Med* 1981; 304:172.
64. Garrison R, Somer E: *The Nutrition Desk Reference.* New Canaan, Conn, Keats Publishing Co 1985, p 106.
65. Calcium and vitamin D intakes influence the risk of bowel cancer in men. *Nutr Rev* 1985; 43:170
66. Karanja N: Dietary and serum lipid levels in humans: response to oral calcium. *Fed Proc* 1985; 44:817.
67. Villar J: Epidemiological observations on the relationship between calcium intake and eclampsia. *Int J Gyn Obst* 1983; 21:271.
68. Belizan J, Villar J: The relationship between calcium intake and edema-, proteinuria-, and hypertension-gestosis: an hypothesis. *Am J Clin Nutr* 1980; 33:2202-2210.
69. Worthington-Roberts B: Nutrition during pregnancy and lactation, in Krause M, Mahan L: *Food, Nutrition, and Diet Therapy,* ed 7. Philadelphia, WB Saunders Co 1984, p 261.
70. Magnesium: Protector Against Kidney Stones. *The Supplement* 1984; 4(5):1.
71. Rottka H, Pieper R, von Herrath D, et al: The influence of the calcium/phosphorus ratio in the diet on human bone disease, the role of nutritive secondary hyperparathyroidism. *Int J Vit Nutr Res* 1981; 51:373-379.
72. Krause M, Mahan L: *Food, Nutrition, and Diet Therapy,* ed 7. Philadelphia, WB Saunders Co 1984, p 687.
73. Recker R: Calcium absorption and achlorhydria. *N Eng J Med* 1985; 31:70-73.
74. Robertson J, Felsenfeld A, Haygood C, et al: Animal model of aluminum induced osteomalacia: Role of chronic renal failure. *Kidney Int* 1983; 23:327-335.

75. Goodman W, Gilligan J, Horst R: Short term aluminum adminstration in the rat. *J Clin Inv* 1984; 73:171-181.
76. Tsai K, Heath H, Kumar R, et al: Impaired vitamin D metabolism with aging in women. *J Clin Inv*est 1984; 73:166.
77. Calcium: How much is too much? *Nutr Rev* 1985; 43:345-346.

Glossaire

Artère : vaisseau sanguin qui sert aux échanges du sang et de l'oxygène entre le cœur et les tissus.

Bactérie : micro-organisme unicellulaire se trouvant dans les aliments et l'organisme.

Caféine : substance du café, du thé et de certaines boissons gazeuses qui stimule le système nerveux.

Calorie : unité de mesure de la chaleur. En nutrition, unité servant à mesurer la valeur énergétique des aliments.

Cholestérol : substance grasse contenue dans les aliments d'origine animale et produite également par le foie. Un taux de cholestérol élevé dans le sang est souvent lié au développement de troubles cardio-vasculaires.

Collagène : protéine du tissu conjonctif, des os, de la peau et des tendons qui retient entre elles les cellules et d'autres substances.

Dos voûté : dos rond caractérisant les personnes souffrant d'ostéoporose. La poitrine peut aussi s'affaisser et l'abdomen ressortir.

Éclampsie puerpérale : syndrome se produisant au cours des trois derniers mois de la grossesse ; caractérisé par la rétention d'eau, l'hypertension, la sécrétion protéique dans l'urine, des convulsions et le coma.

Enzyme : substance protéinique de l'organisme qui facilite et accélère une réaction chimique.

Gras polyinsaturés : type de substance grasse se trouvant dans les huiles végétales, les amandes, les graines, et en petites quantités dans le poisson et le poulet.

Hormone : substance chimique produite par les glandes endocrines, déversée dans le sang et transportée vers un autre organe ou un autre tissu sur lequel elle exerce une action spécifique. Par exemple, l'œstrogène, l'adrénaline, l'insuline.

Hypertension : tension sanguine élevée.

Intolérance au lactose : incapacité à digérer le lactose en raison de l'absence de lactase (enzyme qui sert à l'assimilation du lactose).

Lactation : allaitement maternel.

Lactose : sucre du lait.

Métabolisme : ensemble des transformations permettant à l'organisme de convertir les aliments en tissus, de réparer les tissus et de convertir des substances complexes en énergie. Le métabolisme basal correspond à l'énergie minimale nécessaire à l'organisme pour assurer les transformations.

Obésité : excédent de poids, dépassant de 20 % le poids estimé normal ; excès du tissu adipeux de l'organisme.

Œstrogène : hormone sexuelle femelle servant à régulariser l'ovulation et les attributs sexuels.

Os alvéolaire : os maxillaire

Os compact : semblables aux os longs du bras et de la jambe, caractérisé par un tissu dense et compact. Également appelé os haversien.

Os trabéculaire : type d'os de la colonne vertébrale et du bassin, caractérisé par une structure alvéolaire.

Ostéoporose : décalcification osseuse rendant les os poreux, fragiles et sujets à fractures.

Oxalate : substance alimentaire contenue notamment dans les épinards et les bettes, qui se lie au calcium et en diminue l'assimilation par l'organisme.

Périodontite : maladie des tissus entourant les dents.

Phytate : composé trouvé dans les céréales entières sans levure, qui se lie au calcium dans l'intestin et en diminue l'assimilation par l'organisme.

Ration quotidienne recommandée : quantité des éléments nutritifs recommandés par le *Food and Nutrition Board* de la *National Academy of Sciences* pour la plupart des groupes de personnes en bonne santé aux États-Unis.

Résorption : élimination du calcium des os qui se dissout dans le sang.

Sodium : métal se trouvant dans le sel de table et les aliments, lié à l'hypertension.

Tétanie : spasmes musculaires intermittents et douloureux.

Troubles cardio-vasculaires : maladies du cœur et des vaisseaux sanguins souvent causées par une accumulation de cholestérol sur les parois des vaisseaux.

Vertèbre : l'un des 33 os de la colonne vertébrale.

Index

NOTES

NOTES

NOTES

NOTES

NOTES

NOTES

NOTES

NOTES